Dr Henri MARC
de la Faculté de Médecine de l'Université
de Nancy.

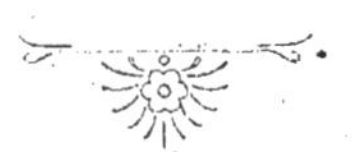

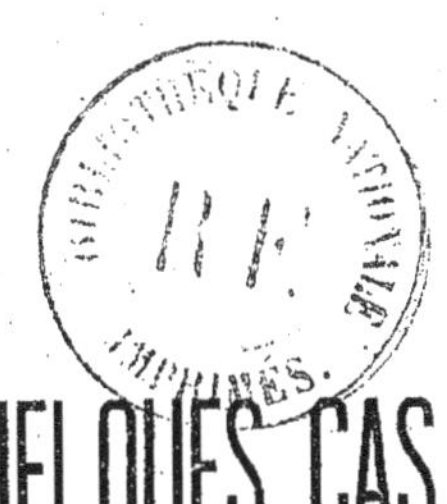

SUR

QUELQUES CAS D'ACTINOMYCOSE HUMAINE

EN LORRAINE

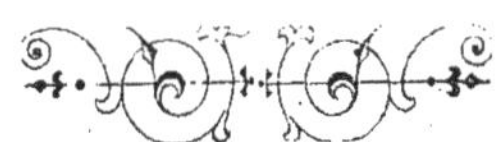

NANCY
IMPRIMERIE LOUIS KREIS
51, Rue Saint-Georges. 51

1902

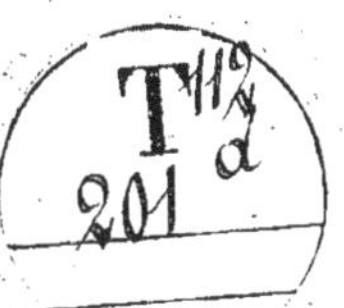

Dr Henri MARC

de la Faculté de Médecine de l'Université
de Nancy.

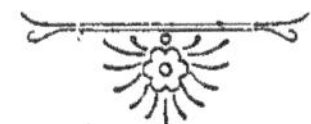

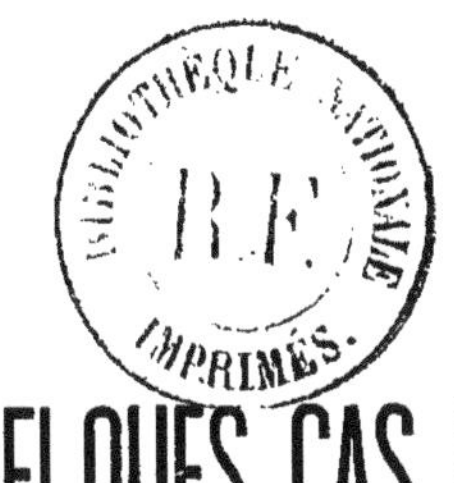

SUR

QUELQUES CAS D'ACTINOMYCOSE HUMAINE

EN LORRAINE

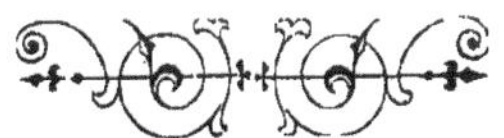

NANCY
IMPRIMERIE LOUIS KREIS
51, Rue Saint-Georges, 51

1902

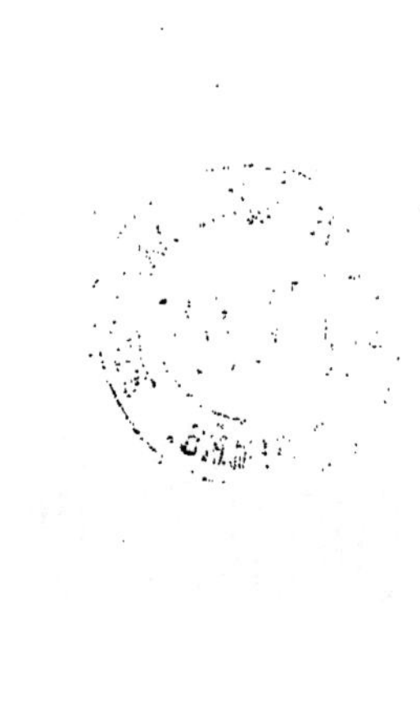

INTRODUCTION

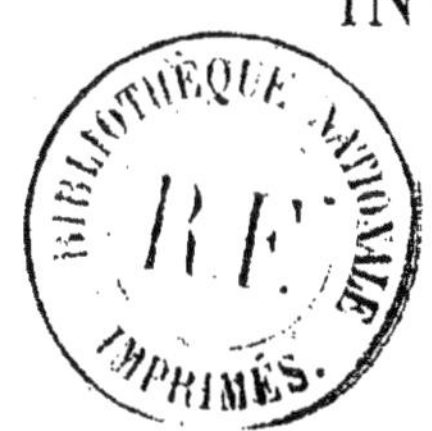

C'est en septembre 1900, que nous eûmes pour la première fois l'occasion d'examiner une malade atteinte d'Actinomycose. Depuis, nous eûmes à de longs intervalles, l'occasion d'étudier deux cas du même genre, et nous nous étions souvent posé mille questions au sujet de cette maladie.

Aussi est-ce avec une surprise agréable que nous acceptions le sujet de thèse que nous proposait récemment M. le Professeur agrégé André : *De l'Actinomycose en Lorraine.*

Ce sujet ne peut comporter une statistique exacte des cas de maladie constatés, le relevé topographique des lieux d'élection, car, l'Actinomycose n'est pas comme la syphilis, comme la tuberculose, maladies anciennes et familières à tous les médecins. Longtemps ignorée, et ensuite restreinte à quelques observations isolées, elle n'a sa place dans les traités que depuis quelques années, et le diagnostic, pour qui n'a pu en suivre l'évolution sous la direction de Maîtres, en est souvent difficile. On comprendra donc l'hésitation qu'ont eu à nous répondre la plupart des médecins que nous avions consultés et le peu de renseignements qu'ils ont pu nous donner.

Nous bornerons notre étude aux observations peu nombreuses que nous avons recueillies, et nous tenons à dire que nous ne pouvons en aucune façon ériger en statistique cette simple liste d'observations.

Après un aperçu général, (premier chapitre) nous passerons en revue dans un deuxième chapitre les données étiologiques recueillies.

Un troisième sera réservé à l'étude du parasite et aux réactions qu'il provoque dans l'organisme.

Dans un quatrième nous ferons connaître la symptomatologie en même temps que les diverses formes cliniques réalisées.

Le pronostic et le traitement feront l'objet du chapitre suivant.

Enfin, après l'exposé des diverses observations recueillies, nous tirerons nos conclusions.

Nous devons ce sujet à l'obligeance de M. le Professeur agrégé André ; ses conseils nous furent aussi précieux que sans nombre. Nous nous faisons un plaisir de lui en témoigner ici notre profonde reconnaissance.

Nous nous sommes toujours imbu des doctes enseignements de M. le Professeur Spillmann. Ses leçons ont laissé une trace profonde dans notre esprit.

Ce n'est d'ailleurs pas seulement au professeur, mais au praticien que nous devons de la reconnaissance. Au cours d'une longue maladie, M. Spillmann nous prodigua ses soins avec un dévouement sans bornes ; c'est à ce double point de vue que nous lui témoignons ici un hommage public de gratitude.

Notre temps d'externat chez M. le Professeur Rohmer nous laisse de doux souvenirs. Nous nous rappellerons toujours cet enseignement qu'il savait nous rendre si clair et si attrayant. Il nous a donné une nouvelle preuve de sa bienveillance en voulant bien accepter la présidence de notre thèse, et à ce titre encore, nous lui sommes redevable.

M. le Professeur agrégé Février s'est montré le plus aimable des professeurs durant notre passage comme externe à la Maison de secours, qu'il soit assuré de notre vive reconnaissance.

Nous nous rappellerons toujours avec un grand sentiment de gratitude les doctes enseignements de nos autres Maîtres en particulier MM. les Professeurs Gross et Weiss et de M. le Professeur agrégé Haushalter.

Monsieur le Professeur Macé nous a ouvert les portes de son laboratoire ; nous le remercions de son extrême obligeance.

M. le Docteur Thiry nous a donné de nombreuses marques de sympathie et n'a pas laissé échapper une occasion de nous rendre service au cours de ce travail. Nous l'assurons de l'excellent souvenir que nous a laissé sa bienveillante camaraderie.

M. le Docteur J. Demange, ancien chef de clinique, nous a témoigné un touchant intérêt ; nous l'en remercions sincèrement.

CHAPITRE Ier

Aperçu général.

Le premier cas authentique d'Actinomycose signalé en Lorraine est difficile à préciser. L'attention ne se porte guère sur cette maladie dont on a appris depuis peu les diverses modalités. Nos médecins n'y ont guère songé que par exclusion.

Nous voyons l'Actinomycose signalée en avril 1894, par M. le professeur agrégé Février (1) puis en décembre 1895, par M. le professeur Weiss (2), enfin, dans le même mois par M. le professeur Gross (3).

Cependant, déjà à ce moment, nos vétérinaires de la région, à Nancy, à St-Nicolas, à Vézelise, M. Marange (4), ont signalé des cas d'Actinomycose animale. A l'abattoir de Nancy, M. Berbain, directeur du service sanitaire vétérinaire et M. Charbonnier, inspecteur de l'abattoir, ob-

---

(1) M. Février : Un cas d'Actinomycose du maxillaire inférieur, *Revue Médicale de l'Est*, Tome XXVIII, n° 9, 1er mai 96, P. 267 à 271 et P. 284.

(2) Weiss : Un cas d'Actinomycose, *Revue Médicale de l'Est*, Tome XXVIII, n° 9, 1er mai 96, P. 262 et P. 283.

(3) Gross : Un cas d'Actinomycose, *Revue Médicale de l'Est*, T. XXVIII, n° 9, 1er mai 96, page 285.

(4) Jules Jirou : *Contribution à l'étude de l'Actinomycose en France et en particulier dans la région Lyonnaise ;* Thèse de Médecine, Lyon, 94, Page 79.

servent l'Actinomycose bovine très fréquemment ; les cas en seraient plus nombreux parmi les animaux provenant de l'Allemagne et de la Haute-Saône. Aussi, M. Jirou, écrivait-il à cette époque : « La présence de cas bovins sur la frontière allemande nous laisse craindre par suite, à juste titre, que bientôt, là aussi, on ne constate la lésion, ou plutôt nous fait espérer qu'on l'y recherchera plus souvent pour la guérir (1) ».

Si alors, croyons-nous, des observations n'avaient pas encore été signalées chez l'homme, c'est que la plupart des médecins en ignoraient même le nom. A l'exemple de M. le professeur Rohmer, dont on ne saurait du reste contester l'autorité scientifique, s'ils avaient dû la soupçonner, ils n'ont pas du moins porté de diagnostic ferme. « M. Rohmer a observé il y a 5 ans chez un contre-maître, un abcès froid très étendu de la paroi abdominale, qu'il soupçonne pouvoir être rattaché à l'Actinomycose. (2) »

Bientôt, à la suite de l'impulsion donnée par l'école Lyonnaise, on la recherche avec plus de soin et les observations se multiplient.

En Lorraine, comme dans le reste de la France, les cas se succèdent à intervalles assez rapprochés, en même temps que des monographies paraissent sur cette question intéressante.

Au mois de mai 1896, apparaît d'abord dans la *Revue Médicale de l'Est*, la publication de plusieurs cas observés

---

(1) Ancel et Thiry. Une observation d'Actinomycose humaine avec étude bactériologique. *Revue Médicale de l'Est*, 1898, P. 1 à 14.

(2) C. L. Hoche. Histogénèse du module actinomycosique et propagation des lésions Archives de Médecine expérimentale et d'anatomie pathologique n° 5, sept. 99, Pl. XVI et XVII, P. 599 à 614.

par MM. les professeurs. Weiss et Février (1); se plaçant au point de vue clinique, ils commentent les faits par eux rapportés. A cette occasion, M. le professeur Gross (décembre 1895) se rappelant une observation personnelle récente, appelle l'attention sur la difficulté du diagnostic et souvent de l'étiologie.

Deux années plus tard, dans la même publication, MM. Ancel et Thiry, font paraître une nouvelle observation prise dans la clinique de M. le professeur Gross. Ils s'attachent alors à une étude plus complète : Après un exposé clinique succinct, ils jettent un rapide coup d'œil sur l'histoire de cette maladie dans la région et passent à l'étude du parasite qu'ils ont pu démontrer dans les lésions.

Cette étude est l'année suivante complétée par les recherches de M. le docteur Hoche, qui étudie dans le même cas l'histogénèse du module Actinomycosique et sa propagation des lésions.

L'auteur donne des conclusions intéressantes non seulement au point de vue anatomo-pathologique, mais aussi du pronostic et du traitement.

Enfin, M. le professeur agrégé André, observe deux nouveaux cas dont un seulement est relaté dans la *Revue Médicale de l'Est* (1).

En ces dernières années, plusieurs autres cas d'Actinomycose ont existé dans la région, qui n'ont pas été publiés, ou doivent l'être incessamment. M. le professeur Vautrin, MM. les médecins-majors Toussaint et Jirou, etc., ont

---

(1) ANDRÉ. Actinomycose cervico-faciale. *Revue Médicale de l'Est*,, 1900, 6.762.

bien voulu avoir l'obligeance de nous communiquer ces observations inédites, nous permettant ainsi d'en grossir le nombre qui ne tardera pas à croître assez rapidement dès qu'on connaîtra mieux cette affection. Les médecins de la contrée la rencontreront, relativement souvent lorsqu'ils ne pourront plus dire ce que m'écrivait l'un d'eux : « Je ne connais pas l'actinomycose, car je n'en ai jamais vue avant le cas pour lequel j'ai porté, par exclusion et avec réserve, le diagnostic de cette affection. »

CHAPITRE II

Etiologie

Ce chapitre est actuellement l'un des mieux traités dans l'étude de l'affection dont nous nous occupons. Les travaux qui ont paru de tous les côtés semblent avoir mis au point les conditions favorables de développement et les divers modes de propagation du parasite.

Aussi nous bornerons-nous à énumérer succinctement les circonstances qui ont paru favoriser l'introduction de l'Actinomyces chez les malades qui font l'objet de nos observations.

Tout d'abord, ce qui frappe l'attention, c'est la profession des individus auxquels nous avons affaire. Le plus grand nombre, en effet, sont des campagnards, valets de ferme ou travailleurs de la terre. Ce point d'étiologie a été mis en lumière par tous les auteurs. C'est que l'Actinomyces vit surtout en parasite sur le blé, l'avoine, les feuilles tendres du blé, en un mot sur les diverses céréales. Rien d'étonnant que la contamination ait surtout lieu parmi cette classe de travailleurs.

De plus les malades avaient souvent l'habitude de mâchonner des brins de paille, de croquer des grains de blé, choisissant parfois de préférence les grains avariés ;

c'est ce que nous trouvons relaté dans les observations I, II et V.

La question de contagion par contact des animaux malades doit être réservée. Un malade de M. le Professeur agrégé Vautrin, en effet, était commis aux soins des vaches ; presque tous les autres devaient aussi soigner le bétail ; mais nous ne trouvons nulle part mention de la présence d'une bête malade. Ce mode de propagation de l'infection n'est pas démontré.

« La transmission de l'Actinomycose des animaux à l'homme, est rendue improbable par tous les faits d'observation. Les statistiques ne démontrent nullement la fréquence plus grande de la maladie chez les personnes qui ont des rapports habituels avec les animaux ; d'autre part, les observations précises quant à l'étiologie, établissent que l'affection s'opère par l'intermédiaire des végétaux, comme pour les animaux, et suivant des procédés identiques » (1).

Dans l'observation III, l'étiologie est demeurée obscure ; M. le professeur Gross a pensé que « peut-être la patiente avait contracté son affection en soignant d'autres malades atteints eux-mêmes ». Faisons observer que l'infection d'homme à homme, « doit être excessivement rare, à cause de l'atténuation rapide du parasite par les microbes qui s'y trouvent associés dans les lésions. Baracz a bien rapporté en 1888, le cas d'un cocher atteint d'Actinomycose de la face qui aurait communiqué la maladie à sa fiancée en l'embrassant ; Mais ces deux sujets

(1) Nocard et Léclainche. — Maladies microbiennes des animaux. 2e édition, p. 682. Paris Masson, 1898.

se trouvaient dans des conditions de vie communes à la campagne, et soumis à d'autres causes communes de contagion » (1).

L'âge et le sexe nous ont paru d'une importance secondaire. De ce que nous avons dit, il découle cependant que la maladie existera surtout chez ceux qui ont une vie campagnarde plus active, car ce seront les plus exposés. A part deux malades âgés de 49 et de 52 ans, tous les autres ont de 20 à 30 ans. Si les femmes paraissent aussi souvent contaminées que les hommes, il faut peut-être l'attribuer à ce que, dans cette région, elles se livrent souvent aux travaux des champs et se trouvent en contact journalier avec les bestiaux et surtout avec les bovidés.

Au point de vue de la fréquence de la maladie suivant les *saisons*, nous ne saurions rien affirmer. Il est à présumer, à l'exemple des auteurs, que l'infection aurait surtout lieu en juillet, et en août, époque de la rentrée des graminées ; six observations, où nous pouvons fixer la date d'origine, nous la montrent d'avril en octobre.

Les *prédispositions*, tares diverses et affections constitutionnelles, remplissent leur rôle banal d'affaiblissement de l'organisme vis-à-vis des agents d'infection ; si tandis que chez les uns, nous relevons de la grippe, des bronchites et même un affaiblissement notable dans les antécédents, nous ne devons voir là que des coïncidences :

(1) Antonin Poncet et Léon Bérard. — Traité clinique de l'Actinomycose humaine. Pseudo-Actinomyces et Batryomycoses, chap. III, p. 33. Paris Masson, 1898.

beaucoup de nos malades présentant une très bonne constitution antérieure.

Il est peut-être un point plus important, c'est *l'état local* des téguments et des muqueuses. Les traumatismes, les contusions, le mauvais état d'une partie quelconque des téguments peuvent offrir une porte d'entrée au parasite. On pourra remarquer, le plus souvent précédant la maladie, un mauvais état de la denture. Même quand on n'a pas trouvé la porte d'entrée, on a supposé des érosions superficielles des muqueuses, produites par les aspérités des brins de paille ou la pointe des épis.

Notons enfin, que les observations appartiennent à tous les départements de la région, sans pouvoir encore dire s'il y a de véritables centres d'infection.

CHAPITRE III

Microbiologie et réaction de l'organisme

A part l'observation de M. le Professeur Simon, où il a été trouvé en abondance un champignon morphologiquement semblable aux Actinomyces, l'Actinomycose avait toujours été soupçonnée à l'examen clinique. ce n'est pas à dire que le médecin doive s'en tenir à la symptomatologie seule ; il doit assurer son diagnostic par les recherches microscopiques et la démonstration du parasite.

L'Actinomyces doit être recherché dans le pus et en particulier dans les grains qui se présentent sous un aspect spécial. Petits, le plus souvent nombreux et épais ils sont les uns transparents, mais le plus grand nombre opaques, de couleur blanche, jaunâtre, parfois rouge ou brune (obs. IX) et même noirâtre (obs II). Dans la mycose à grains verts observée par M. le Professeur agrégé Jacques, un champignon morphologiquement semblable aux Actinomyces, présentait des grains verts. Les observations ont comparé leur grosseur à celle d'une graine de pavot, ou d'un très fin grain de sable ; ils pourront parfois passer inaperçus (obs. X), leur altérabilité donnant raison de ce fait.

Il va sans dire, que cette recherche sommaire, doit être complétée par l'examen microscopique. Un procédé simple et rapide, moins compliqué et moins dangereux que beaucoup de ceux préconisés par les auteurs, a été employé à cet effet, par M. Thiry. Il consiste à ajouter une goutte de glycérine neutre et d'eau ; on doit alors recouvrir avec une lamelle très doucement et sans rien écraser. Presque toujours, on réussira à « aplatir très modérément le grain sphérique, à le fragmenter et le diviser parfois en un certain nombre de masses secondaires arrondies et pour étaler ensuite vers la pésiphérie, de ces petits grains primaires dissociés, leur couronne irrégulièrement festonnée de massues caractéristiques ». (*Revue Médicale de l'Est* 1898).

Une compression très forte pourrait empêcher de reconnaître les massues, si elles sont rares, et même de constater le mycélium, car il peut se fragmenter, et alors donner le change avec des bacilles vulgaires, voire même des spirilles et des microcoques.

Dans les diverses préparations, on a pu reconnaître deux éléments : un mycélium et des massues.

Le *mycélium* apparaît formé par l'appareil végétatif, ou thalle, d'un micro-organisme filamenteux, ramifié, non cloisonné et immobile. Ces filaments forment parfois un enchevêtrement inextricable, ne permettant pas de dire s''ils sont ramifiés ou non ; c'est principalement à la périphérie qu'on peut voir des ramifications sur des filaments droits, plus ou moins ondulés. Ajoutons que là aussi ; on pourra voir les branches se renfler à leur extrémité et donner l'aspect d'un bouton. Sur un grand nombre de points le photoplasma à paru parfois discontinu, condensé en certaines parties, nul ou raréfié dans d'autres, incolores par places si on a coloré ; parfois ils sont encore régulièrement interrompus et ressemblent à des chapelets de microcoques dont les éléments seraient anormalement espacés.

Disons, avant d'aller plus avant, que cette forme pourra seule exister (obs. VI), qu'alors on doit se montrer plus réservé pour porter le diagnostic Actinomyces, sans toutefois pouvoir le rejeter. Souvent dans ces cas, les grains apparaîtront plus pâles, plus mous et friables, bien qu'ici on ait pu faire cette remarque.

A la périphérie de ce mycélium, apparaîtront le plus souvent les *crosses et les massues.* Elles seront très variables de volume et d'aspect, tantôt d'égale longueur, tantôt très allongées ou très courtes. L'aspect était le plus souvent homogène et uniformément réfringent, parfois à stries concentriques semblables à celles d'un grain d'amidon. Plusieurs préparations ont permis d'en noter les rapports avec le thalle : elles apparaissaient appendues à un filament qui pénètre totalement à son intérieur, comme dans une bouteille. Les petits boutons terminaux, dont nous avons parlé à propos de mycélium, pourraient bien n'être qu'une forme intermédiaire, un stade de passage vers la massue.

En colorant à chaud par la fuschine phéniquée suivie d'une décoloration par un acide dilué (acide lactique à 10 °/₀ ou acide sulfurique au 1/4), le mycélium ne reste pas coloré, ce qui permet de le différencier des diverses

« formes Actinomycotiques du Bacille de Koch », (1) qui dans ces conditions résisteraient à la coloration.

Les *cultures* sont généralement appelées à compléter l'examen microscopique. Les résultats donnés par l'ensemencement de pus recueilli chez les malades, ont été nuls ; ils permettent toutefois de rejeter la présence de pseudo-Actinomyces qui, en 24 heures sur sérum, donnent une culture assez abondante. « Nous n'avons pas réussi sur sérum de cheval, soit gélatinisé, soit liquide, sur mélange chauffé de sérum de cheval et de bouillon, sur pommes de terre glycérinées, sur gélose glucosée à 2 %, sur gélose glycérinée de Nocard qui est cependant si favorable à la culture des divers Actinomyces en général. Des œufs inoculés à travers la coquille, des ultures en bouillon en milieu désoxygéné par le pyrogallate de potasse selon la méthode de Buchner, recommandée par Bujwit, même après plusieurs semaines à l'étude, n'ont montré aucun développement. » (*Revue Médicale de l'Est* 1898).

Nous dirons peu de chose des *inoculations* qui ne furent faites qu'une fois avec le pus du malade de M. le Professeur Gross (obs. IV). Elles furent intéressantes en ce sens qu'elles permirent de déceler l'existence du Bacille de Koch, qui n'avait pas été trouvé dans les examens microscopiques. Les lésions les plus caractéristiques existèrent chez un cobaye qui avait reçu 1 c. c. de pus et 3 semaines après succomba en 50 heures à la suite d'une injection de 1 c. c. 1/2 de tuberculine brute. « Les poumons étaient

---

(1) Babis Lavaditi. — Sur la forme Actinomycosique de la forme de la tuberculose. *Archives de Médecine Exp.*, Tome IX, 1897, p. 1047.

farcis de petits tubercules translucides, le foie entièrement piqueté de petits points blancs, la rate énorme veinée de traînées blanchâtres ; la vaginale épaissie et dure entourait comme une coque un testicule congestionné et présentant un petit abcès. Au point d'inoculation du pus existait un abcès de la grosseur d'une noisette contenant un pus épais montrant des bacilles tuberculeux et aussi avec de nombreux grains d'Actinomyces, des leucocytes remplis de filaments et de massues. La peau qui recouvrait ces abcès, était parsemée de nodules et de petites fistules » ; nombreux ganglions hypertrophiés.

Dans les différentes recherches dont nous venons de parler, on ne doit pas perdre de vue l'association possible de l'Actinomyces avec les autres micro-organismes. La présence du bacille tuberculeux (obs. IV), doit surtout attirer l'attention du pronostic ; son importance au point de vue de l'évolution, et du traitement de la maladie ne doit pas faire négliger les autres, dont le rôle pourra apparaître peut-être digne de plus d'intérêt. Nous mentionnerons ici la présence de microcoques indéterminés (obs. V,) de staphylocoques probables (obs. VIII), de diplocoques (obs. IX) et de pneumocoques et du champignon du muguet (obs. X).

Réactions de l'organisme. — En pénétrant dans l'organisme, l'Actinomyces détermine des réactions locales bien étudiées par M. Hoche (1), dans un travail que nous ne pouvons faire que résumer.

Nous prendrons comme point de départ la « druse » de

(1.) *Loco citato.*

Bostrœm entourée de sa zône inflammatoire. Les cellules renfermées dans cette zône, seront les unes, peu nombreuses, des cellules de tissu conjonctif, les autres en très grand nombre, des leucocytes, issus des voies circulatoires et répandus dans les interstices conjonctifs. Parmi ces leucocytes, sont des lymphocytes et des leucocytes adultes à riche protoplasma, qui ne seront pas phagocytes ; le plus grand nombre le seront. Ces cellules sont très variées, nombreuses, surtout au pourtour de la druse ; les filaments contenus sont plus aptes à se colorer par le violet de méthyle ; et les fragments parasitaires seront en général de courts filaments nettement divisés en grains semblables à des coccus.

Les phénomènes sont moins nets au fur et à mesure qu'on s'éloigne de la druse ; les chaînettes sont dissociées ou rassemblées, moins régulières, ressemblant parfois à des granules plus ou moins distincts.

Au voisinage immédiat de la druse, les cellules sont souvent munies de deux noyaux ; à l'intérieur, le parasite y est entouré d'une zône claire, paraissant l'isoler du protoplasme ; les fragments en sont très apparents. Ces cellules à corps cellulaire hypertrophié, s'éloignent du foyer parasitaire pour arriver dans les interstices conjonctifs où elles se trouvent arrêtées sans pouvoir franchir la zône inflammatoire. Parfois elles arrivent à détruire le parasite qui se dissocie pour former des corps hyalines : alors elles reviennent à leur état normal. Parfois aussi, l'avantage sera à l'Actinomyces et les phagocytes serviront à la germination.

Il arrive que le parasite, bien qu'englobé, n'est qu'affaibli et gardant une partie de sa vitalité, provoque la mort du phagocyte, à l'intérieur duquel il végète, pour étendre ensuite ses filaments au dehors.

Le parasite intracellulaire, bien vivace, sera l'origine d'une colonie secondaire. Placé entre des masses conjonctives, il poussera à l'extérieur ses ramifications ; les leucocytes qui l'entourent, lutteront sur place, s'hypertrophieront et prendront une disposition en zônes concentriques. D'autres leucocytes pourront aussi se glisser et aider à la lutte. Les cellules géantes qu'on a pu remarquer, ne seraient dues qu'à l'accollement de deux phagocytes, à contours moins nets et à membrane cellulaire en apparence absente. Quand le champignon sera très vivace, il poussera de nombreuses ramifications ; il y a dans ce cas une très grande affluence de leucocytes qui pourront occasionner une nutrition insuffisante pour la végétation du parasite. Alors, il cesse de végéter ; ses filaments terminaux se renflent et donnent des crosses et des massues ; ces formations auront lieu parfois dans le corps même des phagocytes. La juxtaposition de ces massues produit à la périphérie des colonies d'Actinomyces, une couronne rayonnante qui entre dans la composition de la druse d'Actinomycose complète, telle que l'a décrite Bostrœm. Leur présence n'est d'ailleurs pas constante. On doit remarquer que leur formation peut se faire aussi bien dans les colonies jeunes, que dans les colonies âgées, et se trouve en rapport avec la phagocytose. « Faut-il à la suite de ces auteurs considérer ces formations comme des produits de dégénérescence ? Faut-il, au contraire en faire un organe de protection secrété par le filament mycélien, barrière défensive, contre l'action des leucocytes et les humeurs bactéricides ? (Babes). Ces massues pouvant se détacher de la colonie parasitaire, sont-elles douées d'un pouvoir reproducteur (Cornie) ? Des recherches ultérieures pourront seules nous renseigner à ce sujet. Quoiqu'il en soit, la présence des massues à l'extrémité de filaments mycéliens, traduit un arrêt dans leur végétation ».

Pendant ce temps, la zône inflammatoire, donnera, en cas de guérison, du tissu de cicatrice où le parasite se trouvera comme inclus et peu apparent ; sinon, on verra se former des abcès à contenu plus ou moins fluide, plus ou moins puriforme évoluant comme un abcès vulgaire.

Jusqu'ici, nous avons décrit un nodule primaire ; mais cette lésion primitive peut devenir le centre d'un nodule inflammatoire de plus en plus considérable, et, avec l'aide de phagocytes vecteurs de parcelles myceliennes, donner lieu à des lésions secondaires également nodulaires.

Si les ganglions ne sont pas envahis, on doit l'attribuer, à ce que comme nous l'avons dit plus haut, les leucocytes, chargés du parasite, sont dans l'impossibilité de franchir la zône inflammatoire.

« Cette intégrité lymphatique, résultat d'une faible virulence du parasite et d'une phagocytose intense, et en outre l'intégrité des vaisseaux sanguins refoulés par l'accumulation des leucocytes, font que le processus infectieux n'a pas de tendance à la généralisation.

L'Actinomyces ne provoque tout au moins au début et, dans la grande majorité des cas, que des lésions localisées que l'on doit faire rentrer dans le groupe des inflammations nodulaires infectieuses, à côté de la tuberculose, de la morve, de la lèpre, etc... Ces nodules infectieux inflammatoires peuvent se cicatriser à toutes les périodes de leur développement ou au contraire donner lieu à des lésions à tendance extensive, par juxtaposition et lésions des foyers développés successivement.

Le processus extensif est l'origine, quand surviennent la dégénérescence, le ramollissement et la nécrose de ces foyers, des lésions fistuleuses et ulcératives bien connues dans l'Actinomycose donnant lieu à ces géodes ou foyers en taupinières qui existent dans les lésions anciennes.

Il n'en est plus ainsi lorsque les voies circulatoires, gros troncs lymphatiques, ou plus souvent, vaisseaux sanguins viennent à être envahis et que les foyers infectieux s'ouvrent dans leur lumière. Alors l'organisme est rapidement envahi, la dissémination du parasite se produit et bientôt les lésions sont généralisées (M. Hoche. *Archives de Médecine Exp.* 99).

CHAPITRE IV

Formes cliniques

Pour ce chapitre, nous nous reportons aux dix observations authentiques dont une ne l'est qu'au point de vue clinique, l'examen bactériologique faisant défaut. Sans avoir la prétention de faire une statistique nous les répartirons ainsi :

Actinomycose	cervico-faciale :	6 cas.
»	osseuse :	1 cas.
»	cutanée :	2 cas.
»	pulmonaire ? :	1 cas.

Avant de parler de ces formes cliniques, remarquons à l'exemple des statistiques déjà parues, la fréquence de beaucoup plus grande des cas d'Actinomycose de la face, c'est elle qui nous arrêtera le plus longuement.

Actinomycose cervico-faciale. — Toutes les observations sont à forme subaigüe et même chronique. Les symptômes s'ils apparaissent parfois avec une rapidité assez grande ; gonflement rapide, douleurs atroces, trimus [le tout en 48 heures (obs. I)] ne doivent nullement faire croire à une maladie aigüe.

Le *lieu d'élection* nous paraît être l'angle de la mâchoire. Peut-être pourrait-on attribuer cette circonstance à ce que les molaires sont plus souvent nécrosées que les autres dents, et aussi à ce qu'elles servent à broyer les grains que les malades ont souvent eu la mauvaise idée de porter à la bouche. Cette explication ne saurait toutefois avoir de valeur dans le cas où l'infection se ferait par la peau, comme cela paraît probable pour l'observation III.

Les *signes cliniques,* bien mis en lumière depuis un certain nombre d'années, suivront de près l'infection. Ce sera tout d'abord une *douleur* parfois atroce que le malade comparera à l'action d'un fer rouge et qui sera localisée en dehors des dents. Il est à remarquer que ces douleurs, souvent variables et existant dès le début ne coïncident pas avec les périodes d'inflammation ; elles les devanceront parfois et semblent les faire prévoir.

On remarquera ensuite leur violence tandis que diminuera la tuméfaction (obs. VI) ; elles auront dans quelques cas une telle acuité qu'elles empêcheront tout repos, dureront ainsi un temps parfois assez considérable, des jours entiers pour donner aussi des périodes de remissions. Poncet et Bérard voient en cela, une forte présomption en faveur de l'Actinomycose Nous l'avons notée dans tous nos cas (exception faite pour l'observation V où il n'y avait eu que de l'exagération, de la sensibilité).

Dans le même temps que les douleurs, on voit presque toujours apparaître le *trismus*. Parfois on en pourra attribuer la cause au raccourcissement dû à l'inflammation des muscles (obs. I). Dans nos observations, on peut le voir plus ou moins prononcé, mais constant. Dans l'observation IX, il est peu prononcé, ce qui porterait à le voir en rapport avec le degré des lésions Actinomycosiques qui, ici, sont peu étendues. Dans les observations V et VI, il se montre alors très intense, au point de ne permettre qu'un léger écartement des mâchoires et l'introduction de liquides seuls comme nourriture. S'il n'en a pas été fait mention dans l'observation VII, c'est, croyons-nous, que les lésions sont restées bien limitées au tissu cellulaire sous-cutané sans tendance à l'envahissement. A lire l'histoire de cette malade, on croit avoir à faire à un type très bénin d'Actinomycose.

A côté de ces deux symptômes précoces, nous devons signaler le *gonflement* de la région. Au début ce sera une petite tuméfaction envahissant de proche en proche, siégeant soit dans la région parotidienne, soit au niveau du masseter ou de la fosse temporale.

A la vue comme au toucher, on a l'impression de quelque chose de bizarre, de non antérieurement vu. Quelle que soit l'étendue du mal et la date de son apparition, on est frappé par l'aspect des parties atteintes. Avant la période de fistulation, on a une grosseur évoluant sans fièvre, ayant au palper une sensation intermédiaire entre la mollesse et l'œdème inflammatoire et la dureté des néoplasmes. Rarement (obs. I) ce sera une tuméfaction d'une dureté ligneuse simulant à s'y méprendre un néoplasme ; l'idée en serait du reste aussitôt détournée par la coïncidence d'un empâtement dur des plus singuliers ; rarement a ussi (obs. IX) la fluctuation sera évidente et pourra faire croire momentanément à une collection purulente.

Le plus souvent (obs IV, V et VI) surtout à une période avancée, nous verrons une large surface œdématiée, dont les parties sont les unes molles, laissant facilement l'empreinte du doigt, les autres dures. La tumeur mobile, bombée, à saillie peu nette, développée dans la joue présentera par places une surface rouge violacée, tendue, à aspect tout spécial. Par endroits on aura la sensation de noyaux indurés quelquefois assez volumineux, douloureux souvent, indolores parfois. Le développement maximum s'atteindra généralement en plusieurs semaines (2 mois après le début, obs. V).

A ce moment des *fistules* se seront déjà formées d'elles-mêmes, si elles n'ont été provoquées par la main du chirurgien. Ces trajets fistuleux développés dans le tissu cellulaire sous-cutané, sont souvent multiples et répartis irrégulièrement. A leur niveau, la peau est rouge violacée, peu acuminée ; par leur orifice s'écoule en plus ou moins grande abondance, un liquide séro-purulent, à aspect grumeleux, dans lequel on pourra reconnaître les grains dont nous avons parlé précédemment. Sur leur parcours, on pourra, après débridement, remarquer des fongosités et des portions de tissus friables blanchâtres et infiltrés de pus.

Un dernier point de séméiologie important à relater : c'est *l'intégrité du squelette* et l'absence *d'adénite*. Dans l'observation V, où les dégâts en profondeur étaient considérables, le maxillaire est demeuré indemne ; dans l'observation VI seule, un séquestre en a été éliminé ; mais on doit remarquer que cet os avait été dénudé et que cet accident peut être attribué à des causes étrangères d'irritations, à moins qu'on ne voit là, une infection directe, une colonie d'Actinomyces s'étant développée à l'intérieur du maxillaire ; l'intégrité des os, n'en reste pas moins la règle. Si l'observation IV nous montre plusieurs glanglions de la chaîne carotidienne engorgés, il est plus rationnel d'en mettre la cause sur le compte de la tuberculose reconnue ici, et qui devait exister avant l'Actinomycose, puisque nous ne notons le trismus, la douleur, etc., que plusieurs années après le début de la maladie.

Il est à remarquer enfin que la maladie suit une *marche* en général torpide, d'une chronicité désespérante, régressant parfois pour reprendre sa marche envahissante, présentant quelques épisodes aigus sans grande tendance à la guérison.

Diagnostic. — Réputé parfois difficile (M. Lancet 1901), il ne paraît pas avoir offert de difficulté pour la forme cervico-faciale dont nous nous occupons ici. La clinique paraît avoir fourni les renseignements suffisants pour écarter les maladies avec lesquelles on aurait pu la confondre : périostite, tumeurs, d'une autre nature. On doit toutefois remarquer que les malades étaient atteints depuis un certain temps et que, pris plus tôt, le diagnostic aurait pu présenter plus de difficultés.

Les renseignements étiologiques, la marche d'abord rapide pour être bientôt torpide ; les douleurs précoces, persistantes, intermittentes parfois, le plus souvent atroces, peu en rapport avec l'inflammation, le trismus serré et précoce, le gonflement variant d'aspect et de consistance suivant la marche des lésions, ici, d'une dûreté ligneuse, là, ramolli et fluctuant, donnant le plus souvent l'impression de quelque chose de bizarre ; des cicatrisations d'anciennes fistules au voisinage immédiat de foyers récents laissant s'écouler un pus grumeleux ; l'absence d'engorgement ganglionnaire et l'intégrité des os : ces symptômes réunis, en plus ou moins grand nombre, ont toujours permis de définir cliniquement l'Actinomycose.

Le microscope vient alors confirmer le diagnostic clinique ; il *est bien souvent nécessaire de faire plusieurs examens successifs avant de mettre en évidence le parasite.*

Nous signalerons en outre un fait qui tendrait à prouver combien, dans les foyers déjà anciens, la recherche du parasite peut être entourée de difficultés. « Un de nos collègues de l'hôpital, fit examiner des grains provenant du pus, par un de ses amis, professeur d'histoire naturelle dans une faculté de province et qui se trouvait de passage à Nancy. L'examen fut négatif. M. Vuillemin quelques jours après, examina du pus à l'hôpital Militaire ; au bout d'une demi-heure de recherches, il me fit voir des Actinomyces assez bien caractérisés. Il avait emporté du pus pour faire d'autres préparations. Si ma mémoire est fidèle, il ne put le lendemain, retrouver d'Actynomyces. » (*Revue médicale de l'Est* (1) 1896). Dans ce cas, on devra de préférence le rechercher dans les parois mêmes de la fistule ou des zônes celluleuses infiltrées au voisinage.

Le microbiologiste prudent se borne actuellement à constater un champignon et à noter ses caractères. Il laisse au clinicien le soin de tirer parti de son étude, pour porter selon ses observations, le diagnostic de Mycose, d'Actinomycose. L'affection selon les auteurs est étudiée sous le nom d'Actinomycose au singulier, si l'on accepte que ces lésions ne relèvent que d'une seule espèce, ou d'Actinomycoses au pluriel, si l'on croit que les Actinomycoses cliniques et anatomo-pathologiques, relèvent d'un grand nombre d'espèces.

(1) Février.

Il ne nous appartient pas de discuter au point de vue de la clinique ou de la parasitologie la question d'unité ou de pluralité de l'Actinomycose. Nous appellerons ici Actinomycose toute affection avec présence d'un champignon dont l'Actinomycose est le type morphologique, qu'il ait ou non présenté des massues, et avec une marche analogue aux mycoses décrites sous ce nom.

En résumé, pour assurer un diagnostic aussi certain que possible d'Actinomycose, il nous paraît que deux ordres de preuves doivent concorder : des preuves cliniques et des preuves expérimentales.

Les recherches microbiologiques apportent ordinairement à l'appui des soupçons cliniques, la démonstration de la présence d'un champignon dont l'Actinomyces et le champignon du farcin du bœuf sont des types. Ce champignon présente un thalle ramifié très fin dépourvu de cloisons. Son mycelium a tous les caractères botaniques de celui des espèces que M. le Professeur Vuillemin (1) range avec le bacille de la diphtérie (*Coynebacterium*) et le bacille de la tuberculose (*Mycobacterium*), dans la famille des Microsiphomices en les distinguant des Mucédnices d'une part et des bactéries. Le micro-organisme se comporte sur les divers milieux et sur les animaux réactifs comme les champignons dont l'Actinomyces est le type. De plus il ne présenterait pas les caractères de la colorabilité des bacilles de la tuberculose.

Les Actinomyces sont parfois décrits sous les noms de : Microsiphon, Streptothrix, Cladothrix, Nocardia,

---

(1) P. Vuillemin. Essai de classification des microbes. Communication à la Société des sciences de Nancy, 15 mars 1899, p. 7.

Oospora, Micromyces, Actinocladothrix, Discomyces, Micetomyces, Pleuromyces, Bacillus, etc.

Parfois, mais plus rarement, l'étude microbiologique apporte des preuves tirées de l'étude biologique du parasite, quand il a pu être obtenu en culture et des démonstrations expérimentales de son action pathogène sur les animaux de laboratoire.

Actinomycose osseuse. — Comme pour les observations qui font l'objet des paragraphes suivants, nous serons très bref, le petit nombre d'observations recueillies, et le peu de renseignements contenus ne nous permettant pas de nous étendre plus longuement.

L'observation de M. le professeur agrégé Février a trait à une Actinomycose du maxillaire inférieur à forme térébrante centrale. L'infection a dû se faire par les dents cariées à l'aide de grains de blé ou de brins de paille que ce jeune homme avait l'habitude de mâchonner. Nous retrouvons ici la douleur aiguë, cédant à certains moments, il n'y a ni trismus, ni changement de coloration de la peau, exempte de cicatrices et de fistules. Elles ne donnent pas de crépitation à la pression. Les molaires du côté gauche sont enlevées. A leur place s'étale une masse de fongosités d'un rouge pâle, ne saignant pas facilement et présentant à leur centre une cavité allongée en forme d'ellipse, à grand axe parallèle au rebord de la mâchoire. Les parois sont très résistantes et tapissées de fongosités molasses que le doigt écrase en pénétrant. On tombe sur un séquestre dur et rugueux, assez étendu, allongé, tranchant et non mobile. Le doigt ramène des masses purulentes à odeur fétide qui semblent ne pas contenir de grains, mais qui permettent de déceler l'Actinomyces;

tout autour les tissus sont indurés. Ces différents symptômes ont permis de rapporter cette forme à l'Actinomycose osseuse à forme térébrante centrale, qui est l'une des plus graves des formes d'Actinomycose; malheureusement, le sujet qui en était atteint, n'a été observé que pendant un temps limité, et après le moment où il a été réformé, nous ignorons ce qu'il est devenu, et, par conséquent, quelle fut l'évolution de son infection. Rappelons pour mémoire que l'Actinomycose osseuse peut se révéler sous deux formes différentes : la forme raréfiante et la forme néoplasique.

Dans la première qui simule souvent la tuberculose osseuse (Jirou), la douleur est souvent faible ; il y a absence habituelle de tout travail de réaction de la part des divers éléments et grande tendance à la diffusion. On trouvera de plus des espaces médullaires qui renferment un grand nombre de cellules embryonnaires, des corpuscules graisseux, des globules rouges ; les trabécules osseux sont rarefiés et il n'y a pas trace d'hyperostose trabéculaire.

La forme centrale néoplasique est celle qui correspond à l'ostéosarcome mycosique du bœuf. On sera frappé par le volume exagéré (triple ou plus) du côté malade. Les parties molles et le squelette sont englobés dans une même masse de consistance inégale, mais partout assez dure qui noie les contours du maxillaire et d'où émergent les dents, quelques-unes solidement implantées, les autres déchaussées et branlantes. La peau sera ulcérée en 2 ou 3 points. A travers ses bords usés et peu décollés font saillie des bourgeons de tissu assez résistant, grisâtre avec quelques fongosités sanguinolentes renfermant de rares grains jaunes dans lesquels on peut décéler le champignon. Assez fréquente chez les animaux, elle l'est moins chez l'homme où l'on doit y penser quand on remarque : une lenteur extrême dans l'évolution, une intégrité longtemps conservée des parties molles parostales, une douleur beaucoup moins accentuée que dans les localisations sous-cutanées.

Actinomycose cutanée. — L'observation VIII ne saurait provoquer beaucoup de commentpires ; c'est probablement à la forme nodulaire qu'on doit la rattacher. La marche a été très lente ; le début est fixé au mois de juin par une tuméfaction qui augmente peu à peu ; pas de douleurs spontanées et de gêne dans les mouvements des doigts. Une incision au mois d'octobre donne passage à du pus et laisse persister une petite fistule. A la clinique de M. Vautrin, l'analyse microscopique permet d'y décéler l'Actinomyces, et le traitement ioduré amème une rapide amélioration.

L'observation III que nous avions d'abord rattachée à la forme cervico-faciale, pourrait peut-être trouver sa place ici de préférence. Le peu de renseignements que nous avons de cette malade, nous a laissé dans l'incertitude sur l'état des différents tissus : l'extirpation pratiquée nous laisse croire à une affection bien limitée.

Nous ajouterons que la forme cutanée d'après Poncetet, Bérard peut apparaître sous deux formes différentes, donnant lieu, soit à des lésions nodulaires, soit à des lésions ulcéreuses. Dans le 1er cas, les points envahis peuvent donner le change avec le lupus tuberculeux simple : Plaques congestives, lisses, gaufrées ou noyaux parfois distincts, plus ou moins saillants et volumineux, coloration lie de vin, consistance indurée, processus d'extension excentrique, avec régression des parties centrales, rarement quelques vésicules translucides et bleuâtres, pouvant montrer des grains jaunes par transparence ; pas de douleur, intégrité des ganglions, tels seront les principaux points de diagnostic. Ces lésions presque toujours superficielles auront peu de tendance à envahir les parties sous-jacentes.

La forme ulcérée pourra revêtir 2 types : vésiculeuse et ulcéro-gommeuse. D'une part, on aura des éléments nodulaires creusés en cratères ou évidés en cupules à bords taillés à pic, ou légèrement décollés, à fond bourbillonneux semé de grains caractéristiques. A côté, la peau des téguments aura souvent son aspect normal ; comme dans toutes les lésions Actinomycosiques, des bourgeons se formeront à la périphérie quand d'autres cicatrices seront au centre. D'autre part, l'ulcération est beaucoup plus large et plus profonde, parfois ses contours polycycliques feront penser à la syphilis, mais ici on aura de plus un œdème induré, diffus au pourtour, une surélévation de la base au-dessus des téguments, la lividité et l'usure irrégulière de la peau des bords de l'ulcération, la nécrose granuleuse du fond. C'est ce qui en fait la différence avec les poussées furonculeuses et anthracoïdes. On doit rappeler que dans ces formes le diagnostic pourra parfois être difficile, et l'erreur commise avec la tuberculose et la syphilis.

Actinomycose pulmonaire. — M. le Professeur Simon a observé chez un élève à l'Ecole Forestière une pneumonie d'une durée et d'une rareté inaccoutumées. Après la terminaison de la pneumonie, il a persisté de la fétidité de l'haleine, de la matité, du soufle et des râles crépitants au niveau des lésions. La convalescence a été très longue. Au cours de cette pneumonie, M. le Docteur Thiry avait eu l'occasion de faire des recherches microbiologiques sur les crachats. A côté de pneumocoques typiques bien caractérisés par leur morphologie, les cultures et les inoculations, il a rencontré des Blatomycètes en abondance et un mycélium petit ramifié, non cloisonné, absolument semblable à celui qu'ont vu Charles Nocris et John Lakin dans les cas de broncho-pneumonie qu'ils ont étudiés (1). Il n'y avait dans les crachats ni grains, ni bacilles présentant la colorabilité du Bacille de Koch.

Les inoculations aux cobayes suivies d'injection brute et tuberculine n'ont pas non plus mis en évidence le Bacille.

---

(1) Charles Nocris et John, H. Lackin : Two caves' of necrotic broncho-pneumonia urth streptothrix. *The journal of experimental medicin*, Vol. V, n° 2, octobre 25 1900, P. 155 à 194, Plates XI-XIII.

CHAPITRE V

Pronostic Traitement

L'Actinomycose laissée à elle-même ne guérit pas toujours et peut occasionner de terribles désordres rapidement suivis de mort. Heureusement, le traitement modifie singulièrement le pronostic de cette affection. Sur les 10 observations relatées, nous relevons 4 guérisons, 5 améliorations très rapides dont plusieurs font prévoir la guérison à bref délai ; les suites de l'observation II sont restées inconnues ; le malade avait refusé toute intervention et fut réformé. En résumé, grâce à un traitement actif, on peut donc considérer le pronostic comme relativement peu grave. Certains auteurs cependant, relèvent parfois une mortalité assez forte ; d'après la statistique d'Illich de Vienne portant sur 418 cas.

Pour la tête et le cou y compris : 55 0[0 de morts.

La cavité buccale et la langue :

Pour l'abdomen : 20 0[0 ;
Pour les poumons : 15 0[0 ;
Pour la peau : 2.5 0[0.

Dans les différentes statistiques parues, la mortalité a été de 30 0[0 en moyenne. Il est toutefois à remarquer que certaines formes peuvent être regardées comme bénignes : l'Actinomycose cutanée ; et d'autres à peu près toujours sérieuses : l'Actinomycose abdominale donnant jusqu'à 76 0[0 de cas fatals d'après Poncet. Les autres formes occuperaient le milieu entre ces deux. Peut-être dans la suite, l'optimisme où nous laissent les observations recueillies jusqu'ici dans notre région, devra-t-il nous rendre plus circonspect dans notre pronostic.

TRAITEMENT. — « Le curettage des lésions, écrivait M. Hoche, peut suffire à amener une guérison radicale. Employé concurremment avec des soins antiseptiques, eau oxygénée, drain et pansement à la gaze stérilisée (ob. IX), il suffit à provoquer la guérison en 3 semaines. Il sera parfois nécessaire de le réitérer en même temps qu'on cautérisera les fongus avec du chlorure de zinc. Le plus souvent, on a cru utile de lui adjoindre l'iodure à l'intérieur ; 2 à 3 grammes par jour ; c'est là un bon adjuvant qui devra même être continué après la cessation du traitement chirurgical. Un seul cas où l'iodure ne peut être employé, c'est lorsqu'il y a coexistence de tuberculose, car il détermine autour des foyers tuberculeux des poussées congestives et une vasodilatation énergique dont l'intensité et la durée pourraient aggraver l'infection.

Tel est le cas du malade du docteur Guyon, qui, *soumis à l'iodure, voit son état s'aggraver malgré les cautérisations successives et les curettages* mais dont *l'amélioration se produit dès que l'iode est cessé* pour amener bientôt la guérison.

Pour les observations VII et VIII le traitement ioduré fut seul employé et amena une amélioration assez rapide ; quoiqu'il en soit, le traitement sera toujours de plusieurs semaines, 3 au moins d'après nos observations, et demandera souvent à être continué un certain temps (obs. I. V, VI. VII. VIII.). Ces traitements, seuls employés dans les cas relatés, semblent avoir donné des résultats assez satisfaisants pour ne pas recourir à tous ceux qui ont été préconisés et qui pourront être bientôt abandonnés pour ne laisser subsister que ceux dont il a été question plus haut : chirurgical d'abord, avec souvent l'iodure comme adjuvant, et dans tous les cas traitement local : antisepsie et cautérisations. L'iodure seul ne donnera de réels résultats que dans les cas peu sérieux, il sera réservé pour les malades pusillanimes, refusant une opération peu grave cependant.

OBSERVATIONS

Observation I

Actinomycose cervico-faciale. (M. le Professeur Weiss. *Revue médicale de l'Est 1896.*) — X..., âgé de 22 ans, de bonne santé habituelle et sans aucun antécédent pathologique, a été atteint au mois d'octobre dernier, d'un gonflement de la région cervico-parotidienne, du côté droit. Ce gonflement s'est développé en 48 heures, avec des douleurs particulièrement atroces que le malade comparait à l'action d'un fer rouge, qui ne siégeait pas au niveau des dents. Dès les premiers jours, constriction de la mâchoire si accusée que toute alimentation solide est devenue rapidement impossible. Tuméfaction d'abord très dure, accolée à l'angle du maxillaire inférieur, bientôt fluctuante à son centre : elle est incisée. Bientôt, nouveaux abcès dans voisinage, sur la joue correspondante au niveau de la partie latérale du cou, jusqu'au-dessus de la clavicule. Dix incisions qui restent fistuleuses, et au niveau de plusieurs ulcérations assez étendues.

Fin de décembre 1895, nombreuses fistules sillonnant la région périmaxillaire et tuméfaction d'une dureté ligneuse, à l'angle et à la branche montante de la mâchoire inférieure droite simulant à s'y méprendre un néoplasme de cet os. Dans toute la région empâtement dur des plus singuliers ne rappelant aucune affection antérieurement vue. Pas d'engorgement ganglionnaire. Trajets fistuleux développés dans le tissu cellulaire de la région. Ecartement des dents impossible.

Dents inférieures saines ; dent de sagesse de ce côté pas encore sortie, forme saillie anormale. Sous le chloroforme on voit que la constriction de la mâchoire est due à un raccourcissement inflammatoire des muscles périmaxillaires.

Pansements iodoformés qui amènent en 8 jours une amélioration. Puis dissection des trajets au thermo-cautère. On voit alors qu'ils sont tapissés de bourgeons charnus infiltrés de grains jaunes que la curette ramène au dehors. On tombe sur un tissu fibreux dur. Nulle part l'os n'est dénudé.

Renseignements étiologiques. — Pendant toute la moisson le jeune homme mâchonnait des brins de paille et des épis de blé choisissant de préférence les grains avariés.

Iodure de potassium : 6 grammes et pansements iodoformés. En 6 semaines tous les trajets sont fermés ; la tumeur a notablement diminué. Santé générale meilleure. En mai 1896, deux petits points indurés seulement paraissent suspects.

Bien qu'il n'y avait pas eu confirmation bactériologique, nous avons rapporté ici cette observation qui ne laisse pas de doute au point de vue clinique.

Observation II

Actinomycose à forme osseuse de la mâchoire inférieure. (M. le Professeur agrégé Février. *Revue Médicale de l'Est, 96).* — Jeune soldat, 22 ans, sans antécédents tuberculeux ou syphilitiques ; présente une affection de la mâchoire inférieure datant de 3 ans. Cultivateur il soignait les bestiaux. Mâchonnait des brins de paille et des épis de blé.

Il y a 3 ans souffrit des molaires inférieures gauches dont il fit arracher quelques-unes. Survint un abcès et les dents avoisinantes tombèrent. Pas de trismus.

L'examen montre un gonflement de la partie inférieure de la joue gauche, empiétant un peu sur la région sus-hyoïdienne latérale et le bord inférieur de la mâchoire : gonflement dur, élastique, sans crépitation parcheminée et sans changement de couleur de la peau.

Petit ganglion en arrière et au-dessous de l'angle de la mâchoire. La bouche s'ouvre facilement et montre à la place des molaires absentes, une cavité elliptique bordée de fongosités rouge pâle, rappelant les caractères de l'épithelioma térébrant de Verneuil et Reclus. Le doigt rencontre au fond un séquestre dur, allongé, tranchant. Les parois de la cavité de consistance osseuse, sont tapissées de fongosités. Le style, introduit, dépasse le séquestre, et plonge dans la région sus-hyoïdienne. La curette ramène du pus contenant quelques grains jaunes et noirâtres. M. le Professeur Vuillemin put y constater quelques jours après et nous faire voir des parasites ressemblant à l'Actinomyces avec le mycelium central et la couronne de massues.

Le malade est réformé.

Observation III

Actinomycose cervico-faciale (M. le Professeur Gross. *Revue Médicale de l'Est, 96.*) — Religieuse 27 ans, anémiée, amaigrie, dans un état de débilitation accentuée. Etiologie obscure.

A l'angle de la mâchoire gauche, plaque rouge, indurée, ressemblant à une petite ulcération lupoïde ou à un petit ganglion adhérent à la peau.

L'extirpation fut acceptée et l'examen de la partie enlevée, permit à M. Baraban d'y constater la présence d'Actinomycètes. L'affection était limitée aux parties molles, les os n'étaient pas touchés et la malade ne se plaignait que de douleurs.

Observation IV

Actinomycose cervico-faciale. (M. le Professeur Agrégé ANDRÉ. *Revue Médicale de l'Est 98*). — Le 29 novembre 97, X..., cultivateur, 52 ans, est adressé au service de M. le Professeur Gross par le Docteur A. Guyon de Remiremont, pour demander l'ablation d'une petite tumeur de la joue droite, dont il était porteur depuis 6 ans. Au début, tumeur de la taille d'une noisette située au niveau de l'apophyse de l'os molaire droit. Pendant 4 ans indolore et de grosseur égale ; puis elle grossit et douleurs à partir du printemps dernier. Mastication et écartement des mâchoires difficiles. A cette époque, nouvelle tumeur dans région carotidienne droite. Volume doublé depuis 3 mois.

E. A. — Dans région parotidienne droite, tuméfaction s'étendant en haut jusqu'à l'arcade zygomatique, en bas jusqu'à la branche horizontale du maxillaire inférieur, en arrière jusqu'à un travers de doigt du conduit auditif et en avant jusqu'à 3 travers de doigt de la commissure labiale. Tuméfaction à saillie peu nette, gonflement diffus. Peau à coloration normale ; sauf au centre, sur une surface égale à celle d'une pièce de 50 centimes, rouge violacée et tendue, à sensation de mollesse très nette. Au centre petit orifice laissant suinter du pus. Les autres parties sont les unes molles, les autres dures ; l'empreinte du doigt se marque facilement en plusieurs endroits. Tumeur mobile, bombée, développée dans la joue indépendante des maxillaires.

Dans région carotidienne, à quelques travers de doigt du maxillaire supérieur, autre tumeur du volume d'un œuf, dure, incolore, formée de 2 masses distinctes. Quelques ganglions de la chaîne carotidienne, tuméfiés, du volume de petites noisettes. Douleurs assez violentes dans la joue droite ; le trismus qui a existé a disparu. Dents en bon état.

Fonctions de l'organisme normal, mauvais état général, teint terreux ; malade maigre et fortement débilité.

Traitement : 2 grammes d'iodure de potassium, pansements humides, compresses de sublimé.

Dans les premiers jours douleurs intenses, joue droite rouge violacée ; volume des tumeurs beaucoup plus considérable. L'inflammation s'amende et disparaît presque en quelques jours. Curettage décidé sous le chloroforme. Incision au bistouri des 2 tumeurs, suivant le grand axe Ecoulement de pus mal lié contenant des grains jaunes, destinés à l'examen. Curettage. Le squelette paraît indemne. Plaies fermées rapidement ; induration seulement au niveau de la tumeur supérieure. Le malade rentre chez lui le 29 décembre et continue l'iodure et les pansements. Le malade revient le 17 janvier. Douleur dans la joue droite, tumeur reparue, du volume d'une noix. Nouveau curettage donnant du pus et des grains caractéristiques.

Sorti le 29 janvier. Le Docteur Guyon a dû faire trois nouveaux curettages en février et mars. Tuméfaction et suppuration reparues. Ganglions sous maxillaires tuméfiés. Le malade refuse toute nouvelle intervention.

20 janvier 1902. — M. le Docteur Guyon à qui nous avons demandé de compléter l'observation nous écrit :

« Après avoir été soigné par M. le Professeur Gross en sa clinique, le malade m'a complètement échappé, rebelle à tout traitement médical ou chirurgical, il s'est traité par des infusions de plantes à l'intérieur et par des applications (cataplasmes?) de mousses, ou d'algues sur les parties malades. Depuis 1897 je l'ai rencontré 2 ou 3 fois dans la rue et l'ai arrêté ; il est tout à fait guéri et attribue sa guérison à ses remèdes empiriques. »

Recherches bactériologiques (Résumé). — Petits grains altérables, grains blancs transparents ou blancs jaunâtres opaques; on ajoute un mélange d'une goutte de glycérine neutre, d'eau et quelques gouttes d'alcool à 95 0/0. Les grains blancs donnent moins de massues que les jaunes plus résistants. Massues variables de volume, de longueur et d'aspect. Plusieurs semblent concentriques à aspect de grains d'amidon. Dans la partie centrale, filaments enchevêtrés et entremêlés ; ramifiés à la zône périphérique, parfois terminés par un renflement. Très sensibles aux agents chimiques.

.Sur sérum coagulé, pas de streptocoques, pneumocoques, staphylocoques. Inoculation à des cobayes. Perte de 150 gr. en 5 mois 1/2. Nombreux ganglions inguinaux et lombaires ; tubercules dans poumons, foie et rate. Vaginale épaisse, dure, testicule congestionné et ayant un petit abcès. Au point d'inoculation, abcès de grosseur d'une noisette ayant un pus épais où l'on décèle le bacille tuberculeux et des grains d'Actinomycose. Peau parsemée de nodules et fistules. Donc chez le malade infection mixte.

Observation V

Actinomycose cervico-faciale. (M. le Professeur Agrégé André. *Revue Médicale de l'Est 1900*). — C. L..., 25 ans, Réchicourt (Lorraine). Entrée le 10 août, salle 6, lit 8, sortie le 8 septembre 1900.

Bonne santé habituelle, mauvaise denture, avulsion d'une dent du côté gauche, il y a un an ; l'année dernière avulsion d'une autre de la mâchoire inférieure droite. Malade enceinte de 7 mois. Début en avril. La malade habite la campagne et travaille dans les champs, n'a jamais remarqué s'être piquée avec des épis de blé ou autre chose pareille. En travaillant dans les champs elle avait l'habitude de sucer des grains de paille, de croquer des grains de blé, etc.

L'affection a commencé par une petite tuméfaction, du volume d'une noix, sur la joue à la région massétérine. Peu à peu la tuméfaction a envahi de proche en proche toute la joue jusqu'à la région molaire en haut et la partie supérieure du cou en bas. Au bout d'un mois la peau était devenue rouge violacée à la surface de la tumeur ; 3 semaines après le début, constriction de la mâchoire très accentuée ; 2 mois après, plusieurs fistules s'ouvrirent à la surface de la tuméfaction ; au bout de 5 à 6 semaines on le lui aurait ouvert. Abcès s'ouvrant à l'intérieur de la bouche dans le sillon gingivo-buccal supérieur gauche. Quelques fistules se sont ouvertes seules ; peu de pus s'est d'abord écoulé, mais depuis les trajets fistuleux ont abondamment suppuré. Comme traitement antérieur cataplasmes et compresses phéniquées.

On constate dans toute la région cervico-faciale gauche, une tuméfaction diffuse ayant pour limites : en haut la région temporale, en arrière l'oreille, en avant à deux doigts du sillon naso-génien, en bas la région sus-hyoïdienne latérale et la base du cou. Sur cette tuméfaction, des plaques font saillie ; à ce niveau, peau rouge violacée, peu acuminée. Orifices fistuleux multiples laissant échapper du pus, au nombre d'une douzaine ; 4 sur la hauteur du cou, le reste sur la tuméfaction faciale. Paupière supérieure fortement œdématiée ayant un orifice fistuleux à sa partie externe. Etat de la bouche difficile à constater à cause du trismus. Dents presque toutes en mauvais état. Gencives fongueuses et muqueuses de la joue épaissie et enflammée faisant saillie dans l'espace interdentaire.

17 août. — Opération. Débridement de toutes les fistules, curettage et cautérisation au thermocautère et au chlorure de zinc.

On constate des dégâts très considérables dans la profondeur. L'os molaire n'est pas atteint, mais le maxillaire, près de l'angle, est dénudé sur sa face externe. Fosse temporale envahie complètement par la suppuration. Curettage et cautérisation du foyer. Suppuration superficielle au muscle temporal. Tamponnement à la gaze iodoformée de tous les foyers. Produits de curettage formés de fongosités et débris jaunâtres, friables, grumeleux farcis de grains jaunes. 4 gr. d'iodure de potassium par jour.

19 août. — Œdème assez considérable de toute la face.

20 août. — Œdème diminué. On refait le pansement et remet des mèches. Les escarres commencent à s'éliminer.

23 août. — Les plaies ont en général bon aspect, suppurent peu. On découvre un écoulement purulent venant de l'oreille.

27 août. — Pansement. Foyers ont bon aspect, suppurant peu. L'écoulement auriculaire venait du conduit et semble tari.

6 septembre. — Les plaies ont bon aspect et bourgeonnent bien. Plusieurs des fistules et abcès ouverts sont déjà

cicatrisés. L'aspect est celui de plaies simples. L'iodure est toujours continuée.

En mars 1901 on a des nouvelles de la malade qui serait paraît-il presque guérie.

Recherches bactériologiques. (M. Thiry). — Le pus contient de nombreux grains formés par un mycélium fin, non cloisonné, ramifié, présentant tous les caractères des champignons dont l'Actinomyces est le type.

Il y a aussi un microcoque, qu'il n'a pas été possible de déterminer. Je n'ai pas vu de bacilles résistant aux acides à la façon du Bacille de Koch.

Observation VI

Actinomycose de la région angulo-maxillaire. (M. le Professeur agrégé André). — Madame B..... propriétaire, 26 ans, Donjuin (M.-et-M.), entrée le 23 août 1901, salle 8, lit 16, sortie le 15 septembre 1901. A l'âge de 15 ans forte bronchite ? à la suite de laquelle elle resta longtemps affaiblie et maigre. Depuis plusieurs années sujette aux maux de tête.

Mariée : 2 enfants bien portants.

Il y a 6 semaines, pendant 2 jours, violentes douleurs dentaires, siégeant dans les dernières molaires de la mâchoire inférieure gauche ; 3 semaines après, alors que les douleurs étaient tout à fait calmées, violentes douleurs au niveau de l'angle gauche de la mâchoire inférieure. Cette région commença aussitôt à gonfler et à devenir rouge. La tuméfaction gagna peu à peu toute la joue jusqu'à la paupière inférieure ; l'œil gauche s'ouvrait difficilement. Dès le début, le trismus oblige la malade à ne prendre que des liquides et des bouillies. En 6 jours, la tuméfaction atteint son maximum. Un médecin consulté, fit une incision par où s'écoula un liquide seropurulent grumeleux. Soulagement momentané de la malade. Depuis le pus a toujours coulé en petite quantité par l'incision pratiquée. La tuméfaction a un peu diminué, mais la malade a de nouveau du trismus très accentué et de violentes douleurs l'empêchant de dormir. (Pansements au sublimé).

Actuellement on constate au niveau du maxillaire inférieur gauche, une tuméfaction envahissant une partie de la joue. A son niveau, peau rouge et tendue. A l'angle de la mâchoire, petit trajet fistuleux par lequel s'écoule un peu de pus jaunâtre et grumeleux ; on n'y voit pas de grains jaunes bien caractéristiques, mais plutôt des grumeaux jaunâtres épais.

Un stylet engagé pénètre de 1 cent. 1/2 et ne rencontre pas de surface osseuse. A la palpation, on ne sent pas le maxillaire à travers les parties molles distendues et indurées par places. Exploration de la bouche impossible à cause du trismus. Douleur dans toute la région tuméfiée et violente céphalée.

Opération le 24 Août. — Trajets fistuleux largement incisés et curettés en tous sens. Ecoulement de pus. Extirpation des fongosités et de portions de tissus friables, blanchâtres, infiltrés de pus. Nettoyage des foyers. Cautérisation au chlorure de zinc. Tamponnement à la gaze iodoformée.

L'angle du maxillaire était dénudé sur 1 à 2 centimètres carrés. Suites favorables.

Pansements. — Tous les deux jours on tamponne à la gaze iodoformée ; 4 gr. d'iodure par jour.

4 septembre. — Amélioration considérable. Les plaies ont bon aspect. Le trismus a notablement diminué. L'écartement des mâchoires peut être de 1 centimètre.

10 septembre. — Va bien. Plaies en partie comblées. Ecartement des mâchoires au moins 2 centimètres. Sur la

gencive inférieure gauche au niveau des molaires, on voit des bourgeons charnus suppurant un peu. On continue l'iodure.

15 septembre. — Sortie de la malade. Même état.

18 septembre. — La malade est revue. Les 2 plaies ne sont pas encore cicatrisées. Mâchoire encore dénudée en un point. Tamponnement iodoformé.

28 septembre. — Fistules existant encore ; coulent beaucoup moins, trismus diminué. Joue encore un peu gonflée, quelques bourgeons fongueux encore au niveau de la gencive inférieure correspondant aux molaires gauches.

4 décembre. — Malade revue en très bon état. Sur une cicatrice petite fistule donnant quelques gouttes de pus et par où est sorti récemment un petit fragment d'os nécrosé provenant du maxillaire inférieur. La bouche s'ouvre bien. Plus de fongosités sur les muqueuses. On conseille l'ablation de la première grosse molaire fortement cariée, la continuation de l'iodure et l'injection d'éther iodoformé dans le traje fistuleux.

Recherche bactériologique (Docteur Thiry). — Le pus renferme des grains qui se montrent, examinés dans un mélange d'eau et de glycérine, formé par l'appareil végétatif (ou thalle) d'un micro-organisme filamenteux, ramifié non cloisonné. Il est immobile, conserve le Gram et le Claudius, mais coloré avec la fuchsine, dite de Zuhl, puis traité par les acides, il se décolore. Je n'ai vu aucune des formations décrites sous le nom de crosses ou de massues.

D'après ces caractères botaniques, le mycélium appartient à un champignon microsiphoné. L'absence de la réaction colorée caractéristique du Bacille de Koch et de quelques autres espèces permet d'exclure l'hypothèse du Bacille de Koch à « forme Actinomycosique ».

Observation VII

Actinomycose de la face (Obs. de M. le Professeur Vautrin). — Madame D..., Hamonville, au passage, 49 ans. Date d'entrée le 15 octobre. Chambre N° 21. S. P.

A. H. — Pas de maladie antérieure. Règles régulières jusqu'il y a un an ; depuis un an la malade a été réglée 5 fois. Deux enfants, dont le dernier a 21 ans. Au commencement du mois d'août, une tuméfaction est apparue au niveau de l'angle gauche de la mâchoire inférieure ; cette tuméfaction a augmenté, s'est ramollie et a été ouverte à plusieurs reprises ; il s'écoulait chaque fois une très petite quantité de pus.

E. A. — Tuméfaction occupant toute la longueur de la branche horizontale gauche de la mâchoire, s'étendant jusqu'à 4 centimètres au-dessous de l'angle, tuméfaction rouge, dure, très fixe, sans douleur spontanée ni à la pression. Au milieu de cette tuméfaction se trouve une saillie de la dimension d'une noisette, fluctuante, blanche, au niveau de laquelle la peau est amincie. Le malade présente sur le côté gauche de la mâchoire inférieure plusieurs racines et plusieurs dents cariées. Etat général bon. Urines normales, traitement ioduré.

17 octobre. — La malade sort améliorée.

Recherche bactériologique. — Le pus renferme des grains. Ils se montrent : examinés dans un mélange d'eau et de glycérine, formés par l'appareil végétatif ou thalle d'un microorganisme, filamenteux ramifié, non cloisonné présentant les caractères botaniques des champignons microsiphonés. Il y a des crosses et des massues répondant tout à fait aux figures données par Bostrœm.

Les leucocytes en prédominance dans le pus sont des polynucléaires. Ils sont remplis de granulations de taille variable et de débris de mycélium phagocité. Leur aspect est celui figuré par Pawlosky et Maksurtoff et aussi par M. le Docteur Hoche (*Archives de Médecine expérimentale.* Septembre 99, N° 5, planches 5 et 6). Le micro-organisme ne conserve pas la coloration à la fuchsine après l'action des acides sulfurique et lactique dilués. Il était nécessaire de le rechercher, car il est des cas où le Bacille de Koch s'est présenté sous la forme habituelle de l'*Actino myces hominis.* Je n'ai pas vu dans le pus de bacilles présentant les caractères botaniques et les réactions colorées des Bacilles de Koch. Cette constatation paraît donc autoriser l'essai d'iodures.

Les cultures montreront des microcoques en amas, présentant les caractères de fume et de culture des staphylocoques.

Conclusion : Présence dans le pus d'un champignon qui paraît devoir être classé parmi les Actinomycètes.

Observation VIII

Actinomycose de la main (1), (Observation de M. le Professeur VAUTRIN), (inédite). — Date d'entrée 15 février 1901, chambre 22. M. H... de Neuilly-l'Evêque, Haute-Marne, 22 ans, Domestique, soignait les vaches.

A. H. — Pleurésie il y a un an.

M. A. — Au mois de juin dernier est apparue sur la main

(1) *Revue Médicale de l'Est.* Tome XXXIII, n°s 10 et 11, mai et juin 1901, P. 305 et 344.

droite une tuméfaction qui grossit petit à petit. Au mois d'octobre on y fit une incision par laquelle s'écoule du pus. La tuméfaction continue à augmenter.

E. A. — Le dos de la main droite présente une tuméfaction s'étendant du bord externe du 2e métacarpien, au bord externe du 5e et de la tête des métacarpiens à leur base. La peau est rouge et présente des traces de pointes de feu et une petite ulcération. La consistance est assez molle. Pas de douleur spontanée; pression un peu douloureuse. Les mouvements des doigts sont assez faciles. Etat général bon. Traitement ioduré. Amélioration. Le malade sort le 28 février.

Recherche bactériologique. — L'examen du pus montre de nombreux leucocytes polynucléaires, un certain nombre de lymphocytes; des cellules épithélialles plates pavimenteuses, des diplocoques et des microcoques immobiles, conservant le grain, des baciles granuleux, enfin des grains formés de filaments ramifiés, non cloisonnés avec massues terminales présentant l'aspect de ceux qui forment les Actinomyces typiques. Sur 5 préparations, je n'ai pas vu de Bacilles de Koch.

Observation IX

Actinomycose cervico faciale (MM. les Médecins-Majors Toussaint et Jirou), (inédite). — J..., 27 ans, soldat réserviste, entré à l'hôpital de Saint-Michel le 22 octobre 1901 avec le diagnostic de périostite alvéolo-dentaire. Il habite un village de culture des environs de Charleville. Rougeole sans complication à 21 ans. Sans antécédents héridi taires ou personnels. Mangeait souvent des épis de blé, orge, etc...

Sans traumastisme il y a 4 mois, fluxion dentaire au niveau de 5 chicots, débris de deux grosses dents molaires inférieures gauches; celle-ci a passé naturellement à la résolution.

En septembre, deuxième fluxion du même côté, sans fièvre: gonflement s'opposant à l'ouverture large des mâchoires. Dans cette poche sessile et adhérente au périoste du maxillaire, fluctuation nette ; la peau amincie menace de s'ulcérer. D'où indication formelle d'opération.

Le 23 octobre, 2 incisions au bistouri sans anesthésie. Drainage avec tube fenêtré de caoutchouc. Une cuillerée de pus grumeleux s'écoule et un lavage de la cavité est fait avec de l'eau oxygénée. Le 30, la bouche s'ouvre assez facilement pour permettre l'extraction de 3 chicots; extraction de 2 autres le lendemain. Le 6 novembre attouchement des bourgeons charnus avec le nitrate d'argent. On trouve engagé dans un œil du drain, un grain jaunâtre du volume d'une petite lentille, faisant l'effet d'une production Actinomycosique. Désinfection buccale avec gargarismes au chlorate de potasse mentholé. Muqueuse gingivale sans réaction inflammatoire. Le 12, le pansement à la gaze stérilisée recouvrant le drain est sec. On le retire et recouvre la plaie par du coton maintenu par du collodion. Le 15, les plaies sont cicatrisées: l'ouverture large de la bouche se fait sans gêne; la peau glisse sans la moindre adhérence sur le maxillaire et la sortie par guérison à lieu le lendemain.

Examen microscopique (fait par le Dr Jirou). — Dans la plaie est un petit corps arrondi de la grosseur d'un grain de millet, de couleur brune, de consistance molle surtout dans la partie centrale qui semble caséeuse. Zône centrale d'un blanc jaunâtre A l'examen direct, amas de filaments enchevétrés, réfringents à double contour. Par le violet de gentiane, ces filaments fortement colorés permettent de suivre les ramifications non cloisonnées caractéristiques du cladothrix.

L'examen direct (objectif n° 4, Immersion 1/16, Reichert), après coloration par le picro-carmin montre des corps réfringents ou peu colorés en forme de massues occupant la périphérie des amas mycéliens, ou isolés dans le champ de la préparation. Certaines de ces massues portent à leur extrémité la plus effilée des filaments semblables à ceux décrits plus haut. La râclage des parois de la plaie ne revèle pas de forme semblable à celles-là. On ne recueille que du pus contenant de nombreux diplocoques, des plaques de cellules épithéliales provenant de la muqueuse et quelques leucocytes mononucléaires. Pas de Bacilles de Koch.

Résumé : corps en massue et mycélium ramifié non cloisonné présentant les caractères morphologiques des champignons hyphomycètes à thalle microsyphoné.

Observation X

Actinomycose pulmonaire (Due à l'obligeance de M. le Professeur Simon) (1). — X.., 22 ans, élève à l'école forestière.

Pas d'antécédents à signaler. Pas de données étiologiques.

Le 11 janvier 1900, pris subitement dans la matinée d'un violent point de côté, et frissons. Le diagnostic de pneumonie est porté, toutefois M. Simon, vue l'éxagération des signes physiques, pense à la possibilité d'une tuberculose

---

(1) Monsieur le Professeur Simon n'ayant pas retrouvé les notes qu'il avait prises à cette époque, n'a pu nous donner de renseignements plus précis.

concomitante, et à cet effet fait procéder le 12, par M. Thiry, à l'analyse de crachats. Défervescence le 23, mais persistance des signes physiques : matité et râles crépitants. Convalescence assez longue, mais guérison.

Examen bactériologique (M. Thiry). — A côté de pneumocoques typiques, bien caractérisés par leur morphologie, les cultures et les inoculations, blastomycètes et en abondance un mycelium petit, ramifié, non cloisonné, absolument semblable à celui décrit par Charles Nocris et John Lackin. Pas de bacille de Koch.

APPENDICE

Nous croyons devoir citer à la suite de ces observations, quelques autres que nous pensons pouvoir rattacher à l'Actinomycose, mais dont le contrôle scientifique n'est pas assez établi. Nous les enregistrons du reste sans commentaires.

Observation XI

Actinomycose cervico-faciale ? (M. le Professeur Weiss. *Revue Médicale de l'Est 1896*). — Femme 40 ans. Maniait constamment de la paille. Denture en très mauvais état.

Gonflement de la région parotidienne, s'étendant à la région auriculaire postérieure, avec trismus accusé et douleurs très vives. Fluctuation manifeste. L'incision montre l'apophyse mastoïde dénudée. L'incision se ferme très vite et la malade paraissait guérie, quand survint trois semaines après une collection dans la fosse temporale profonde (lieu favori de l'Actinomycose). Incision faisant voir l'os temporal dénudé. Cicatrisation rapide ; puis nouvel abcès dans région occipitale siégeant au-dessous des muscles profonds ; os dénudé. Incision nouvelle et cicatrisation rapide.

Le trismus persistait toujours et l'évolution des abcès ne rappelait aucune affection connue. L'iodure de potassium amena alors une guérison presque complète.

Observation XII

Actinomycose cutanée à forme anthracoïde de la jambe. (Due à l'obligeance de M. le Docteur Phélisse, de Charmes) (inédite). — E. M. ..., de Gugney-aux-Aulx, 15 ans, vient consulter le 9 septembre 1901, pour une affection de la jambe datant de plusieurs mois. Le début remonte à la fenaison. Atteint d'un furoncle au pied droit, qui l'empêcha de mettre des souliers, il continua à se livrer aux travaux de la saison, les pieds nus dans ses sabots. Ne pouvant marcher facilement, il arrangeait le foin sur les voitures.

Bientôt survint une inflammation phlegmoneuse forçant le malade à garder la chambre ; en quelques semaines elle envahit la jambe jusqu'au genou. Production de plusieurs abcès de *nature assez particulière* ; c'étaient des humeurs mollasses, rouge-noirâtres, qui s'ouvraient spontanément en donnant issue à du sang d'abord, ensuite à une sérosité purulente peu épaisse. L'ulcération a peu de tendance à la cicatrisation. A la première visite, état aigu à peu près calme, douleurs modérées ; marche assez difficile. Œdème considérable avec coloration rouge-violacée. Ulcérations blafardes disséminées ; plusieurs tumeurs de dimensions variables de la grosseur d'une noisette à celle d'une noix. Les ulcérations avoisinant la partie où se trouvait le furoncle cicatrisent ; les autres s'accroissent. Pas de ganglions engorgés, le tibia semble hypertrophié. L'absence d'antécédents héréditaires et personnels, le début assez aigu firent rejeter l'idée de siphylis ; la marche rapide de l'affection chez un individu à santé excellente, fit écarter le diagnostic de tuberculose, et admettre celui d'Actinomycose. 3 grammes d'iodure de potassium par jour. Attouchements des ulcérations avec la teinture d'iode et compresses boriquées. Amélioration notable au bout d'un mois. Au bout de plusieurs mois, ulcérations cicatrisées ; tumeurs disparues laissant quelques nodosités ; peau encore violacée et œdématiée, mais en somme guérison presque complète.

Observation XIII

Au dernier moment, nous recevons les observations de M. le Professeur Agrégé Jacques et de M. le Docteur Gault que nous avons dû nous contenter de signaler au cours de ce travail, n'étant pas suffisamment renseigné à ce moment sur la question.

MM. Vilhelm et Jacques (1). — *Un cas d'Actinomycose à grains verts.* — Une femme de 32 ans présente depuis 2 ans environ une tumeur de la joue gauche implantée sur la face externe du maxillaire supérieur gauche au-dessous de la pommette et au-dessus des grosses molaires. Elle soulève fortement la muqueuse du sillon gingivo-génien et proémine à l'extérieur en soulevant la joue. La tumeur est lisse, sa limitation est nette, l'adhérence au maxillaire incontestable ; sa consistance est élastique, on y perçoit de la fluctuation. Elle est d'ailleurs irréductible et indolore à la pression.

Opération le 7 mai 1901. — Chloroformisation.. — A l'incision de la tumeur il s'écoule un flot de pus séreux dans lequel nagent de petits grumeaux de pus concret. Ces petites masses sont constituées par des agglomérations de sphérules de la dimension d'un grain de millet qui, débarrassées de l'enduit

---

(1) *Revue médicale de l'Est.* Tome XXXIII, n° 23, pages 726-727. Année 2902.

purulent qui les revêt, apparaissent d'un beau vert émeraude et sont demi-transparentes.

On extirpe les parois de la poche qui sont intimement adhérentes vers les alvéoles des molaires. L'arcade alvéolaire altérée est reséquée pour compléter l'extirpation de la poche. La table extérieure du maxillaire est entièrement détruite par la tumeur. La table interne a subi un certain degré de refoulement vers le sinus maxillaire. Elle est saine partout sauf en haut et en arrière où existe une lacune de forme elliptique d'une étendue de 8 mm. sur 5 mm. Une simple membrane d'aspect muqueux ferme cette perte de substance. La sonde cannelée perfore cette membrane et se meut dans une cavité sinueuse qui n'est autre que le sinus maxillaire. L'antre d'Hygmore renferme non pas du pus, mais un liquide séreux en quantité notable. La muqueuse épaisse offre un aspect polypeux blanc jaunâtre tout à fait comparable à celui de la muqueuse nasale dans le méat moyen et très différent des fongosités ardoisées de l'empyème chronique. On élargit l'orifice de communication des cavités kystique et sinusienne, on curette cette dernière et l'on crée une contre-ouverture nasale large dans la partie la plus antérieure du méat inférieur. Tamponnement à la gaze, nettoyage de l'apophyse alvéolaire et section partielle de la plaie buccale. Le mauvais état de la muqueuse gingivale s'oppose à une réunion complète. Les suites de l'opération sont normales et la malade est guérie le 28 mai. En résumé, il s'est agi dans notre cas d'un kyste radiculo-dentaire de la première grosse molaire ayant soulevé et perforé le plancher du sinus maxillaire.

Le Docteur G. Thiry qui a bien voulu examiner le pus avec ses grains verts a révélé qu'il s'agissait d'une mycose à grains verts sans massues, mycose formée d'une espèce du groupe des Actinomyces ou champignons à thalles ramifiés et dont les filaments mycéliens ne conservent pas la coloration du Bacille de Koch.

D'après M. Jacques, le champignon de l'Actinomycose aurait vraisemblablement déterminé par irritation la formation d'un kyste paradentaire analogue à ceux que provoque par le même mécanisme la carie dentaire. Nous ne saurions ajouter de remarques utiles à l'étude de cette nouvelle mycose. Disons seulement qu'elle ouvre un nouveau champ à la question, nous permettant de soupçonner la connaissance, prochaine peut-être de la morphologie encore ignorée. C'est en effet à notre connaissance le seul cas d'Actinomycose à grains verts signalé jusqu'ici et il serait téméraire de se baser sur ce seul cas pour en tirer des conclusions.

Observation XIV

Actinomycose cervico-faciale (du Docteur Gault) (inédite). — Mme D..., de Suzémont.

En juin 1901, elle fut prise de névralgie avec tuméfaction de la région maxillaire gauche, attribuée par un confrère au mauvais état des dents. Le 15 juillet, une petite nodosité dure apparaît en cet endroit. Le 14 août, le gonflement se généralise dans toute la face et au pharynx. Application de sangsues et le 22 plusieurs abcès se déclarent. Le 13 septembre, elle ne peut plus ouvrir la bouche. Incision aux abcès, application de compresses de sublimé humides et le pus s'échappe. Le 16, l'œdème a un peu diminué ; néanmoins, pas de modification notable. Le 19, nouveaux abcès et nouvelle augmentation de volume de la région. Le traitement est répété et un drain placé dans la plaie. Le 24, diminution notable, abcès circonscrits, œdème très diminué. Le 2 octobre, le gonflement ne s'étend plus qu'à la région sous-maxillaire et mentonnière. Le 15 octobre, curettage de la région à Nancy et le traitement ioduré est institué. Depuis l'amélioration sensible ne fait que continuer. Le 10 janvier, l'affection est réduite à quelques nodosités. Le 31, même état, un peu de pharyngite et de céphalée attribuables au traitement ioduré. Le 13 février, les symptômes précédents disparus, il n'existe plus que 3 nodosités dans la région sous-maxillaire. Actuellement, le traitement ioduré est continué avec arrêt très court s'il y a iodisme. Extérieurement, la région a repris son aspect normal, deux petites nodosités y sont encore visibles. Rien du côté des os.

L'examen bactériologique fait par M. Thiry a permis de déceler l'Actinomyces.

Observation XV

Actinomycose de la main (due à l'obligeance de M. le Docteur Gault de Chambley) (inédite). — P..., âgé de 17 ans, bien constitué.

Vers le mois de juin 1901, il contracta la maladie. Une épine, disait-il, lui était entrée sous la peau de la 2e phalange du médius. Peu de temps après, constatation d'un abcès à ce niveau. Incision donnant lieu à un écoulement de pus au milieu duquel étaient des filaments reliant les parois de l'abcès à un magma informe placé à son centre. Application d'un pansement humide. Au lieu de rétrocéder, le mal ne fit que s'étendre, et le 11 juin, malgré les incisions et les curettages faits les jours précédents, la plaie s'étendait autour de la phalange et présentait plusieurs petites nodosités et filaments baignant dans le pus. Par le même traitement, le 25 juin, il n'y avait plus d'extension ; des bourgeons charnus commençaient à remplir les vides, et le 2 juillet, la cicatrisation était à peu près complète. Le 15 du même mois, une cicatrice marquait l'emplacement de la plaie.

CONCLUSIONS

L'Actinomycose humaine, maladie avec présence d'un champignon défini page 27, existe dans notre région. Les observations en seront plus fréquentes quand les médecins la connaîtront mieux et sauront la dépister dans ses différentes formes. Nous avons pu en recueillir 12 observations bactériologiques à l'appui.

Elle a donné lieu à des études cliniques, à des études microbiologiques et anatomo-pathologiques qui confirment les faits connus. Ces dernières ont pu établir des données pathogéniques qui ne sont pas sans utilité pour le pronostic et le traitement.

Nos malades appartiennent à des localités des divers départements, sans que nous soyons autorisé à considérer celles-ci comme véritables centres d'infection.

Dans 6 observations les faits observés confirment l'importance des lésions dentaires.

Dans presque toutes nos observations, nous voyons l'Actinomycose soupçonnée cliniquement ; mais il a fallu ordinairement plusieurs examens microscopiques pour démontrer la présence du parasite.

Les cas observés ont presque tous été bénins.

Dans 2 cas d'Actinomycose non associée à la tuberculose, le traitement ioduré fut suivi avec une amélioration notable ; le traitement chirurgical, employé seul une fois, a donné une guérison rapide. Dans tous les autres cas, sauf un où il ne put être institué, c'est un traitement mixte qui fut appliqué avec résultats satisfaisants. Un fait nous a frappé : ce sont les mauvais effets de l'iodure de potassium dans un de nos cas (Actinomycose et tuberculose associées). Il nous semble prudent à l'avenir, avant de prescrire un traitement ioduré, de préciser le diagnostic et de s'assurer, par la recherche microscopique et les inoculations, l'absence du Bacille de Koch. Par prudence, on commencera par de faibles doses.

L'observation de MM. Wilhelm et Jacques est appelée à donner un nouveau jour à la question quand d'autres cas du même genre seront venus en permettre l'étude et la discussion complètes.

TABLE DES MATIÈRES

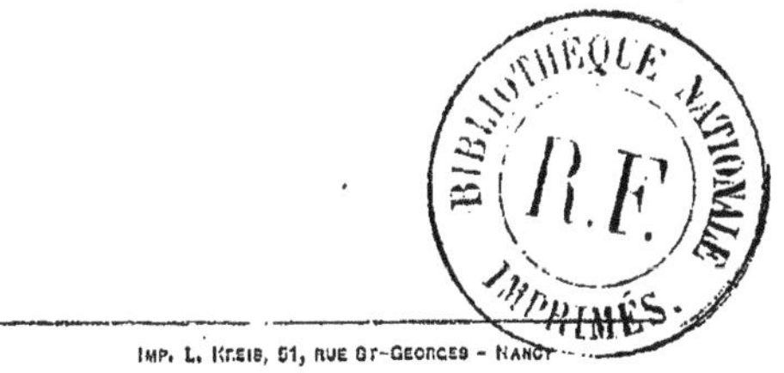

IMP. L. KREIS, 51, RUE ST-GEORGES - NANCY

www.ingramcontent.com/pod-product-compliance
Ingram Content Group UK Ltd.
Pitfield, Milton Keynes, MK11 3LW, UK
UKHW012102240726
13965UKWH00004B/1479